Manual de Aromaterapia

Damián Alvarez

© Manual de Aromaterapia

© Francisco Damián Alvarez Yanes, 2017

1ª edición en castellano

ISBN: 9781549623547

Editado, Publicado y Distribuido por Amazon Media Publishing

Impreso en E.U.A. / Printed in U.S.A.

Dedicado a todo aquél que desee aportar su sabiduría en pro del mundo.

Índice

AROMATERAPIA (CLASE I)

Medicina Vibracional

Medicina Alternativa

Medicina Natural:

Naturopatía

Helioterapia

Hidroterapia

Dietética y Nutrición

Masajes

Reflexología

Fango terapia

Algas terapia

Etc.

Medicina Vibracional

Color terapia/Cromoterapia

Aromaterapia

Musicoterapia/Sonoterapia

Flores de Bach

Homeopatía

Acupuntura

Cristaloterapia

Toque Terapéutico/Sanación

La Medicina Vibracional es la Medicina Natural más Completa en el "Grupo" de las Terapias/Medicinas Alternativas. Es una Medicina completamente Natural que se puede Ejercer en cualquier lugar sin necesidad de inversión económica, ya que trabaja con Energías Sanadoras.

Basándose en que el Ser Humano no es solo Cuerpo y Mente sino un Conglomerado de Cuerpos Energéticos, de ahí sus Sentimientos, Emociones, Espiritualidad, etc., la Medicina Vibracional trata esos Cuerpos Energéticos con las Energías del Sonido, los Colores, los Cristales, los Aromas y como no las Energías Sanadoras Universales, para devolverles el Equilibrio hasta mucho antes que la Enfermedad se Manifieste en el Cuerpo Físico.

La Medicina Vibracional ejercitada por un Buen Maestro Experimentado podría llegar a ser Gratis o muy pero que muy Barata, ya que no requiere Productos, Aparatos, ni Objetos. Un Maestro/Médico Vibracional es Capáz de Canalizar las Energía de Cristales, Aromas, Sonidos, etc. a través de su Propio Cuerpo Energético sin necesidad de usar Material alguno, lo que hace de la Medicina Vibracional la Medicina del Milenio, la Medicina del Futuro, la Medicina de Todos esos Países que no se pueden pagar Tratamientos Farmacológicos y Alopáticos   Excesivamente   Caros.

Por el Motivo Anteriormente Citado es de Gran Necesidad/Utilidad los Blogs de Medicina Vibracional que lleguen y Eduquen a la Humanidad.

Recordar Siempre lo que Muchas Veces Olvidan las Medicinas Alternativas y Debería de ser su Lema:

"Un Ser Humano está Sano no por la Ausencia de Síntomas Físicos sino cuando es Feliz"

La Medicina Alternativa va Mano a Mano con el Desarrollo Personal y Espiritual del Ser Humano.

La Aromaterapia es una Medicina Alternativa Natural y Vibracional. Sana y Cura con las Energías de los Aromas.

Los Aceites Esenciales

Desde los Tiempos Bíblicos, pasando por el Antiguo Egipto, Babilonia y Roma hasta llegar a la Cosmética y la Estética actual, el ser humano ha hecho uso de los Aceites Esenciales (el Alma de las Plantas) para crear Perfumes, Cremas Embellecedoras y Medicinas para tratar Cuerpo, Mente y Alma.

Los aceites Esenciales o Aceites Etéreos, como se les denomina en algunos países, se extraen de Flores, Tallos y Hojas de Plantas por medio de Presa en Frío y Destilación o Separación. Estos Aceites son muy Sutiles, son la Esencia de la Planta, el Alma de la Planta como su nombre indica. Estos Aceites concentrados contienen cualidades no solo Terapéuticas sino también Sanadoras.

Se han usado en las Iglesias y Templos de todas las Religiones para crear estados Elevados de Conciencia, Vibraciones Armónicas, sensación de Paz y Bienestar. También las Altas Vibraciones de estos Aromas se han utilizado desde siempre para limpiar la Atmósfera y protegerse de Energías Negativas.

Toda Base de Producto Aroma terapéutico es un o varios Aceites Esenciales, sean Inciensos, Sales de Baño, Velas Aromáticas, Perfumes, etc. Se le han atribuido hasta Propiedades Mágicas, y en verdad son casi Mágicas.

Los Aceites Base/Neutros

- Aceite de Yoyoba
- Aceite de Aguacate
- Aceite de Semillas de Girasol
- Aceite de Semillas de Uva
- Aceite de Zanahorias
- Aceite de Almendras
- Aceite de Hierba de San Juan
- Aceite de Oliva
- Aceite de Avellanas
- Aceite de Sésamo
- Aceite de Avena

Productos Aroma terapéuticos

- Aceites Esenciales
- Inciensos

- Incensarios
- Conos de Incienso
- Aros de Bombillas
- Quemadores de Aceite
- Aceites de Masaje
- Aceites Perfume
- Polvos Aromáticos
- Ambientadores
- Jabones
- Velas Aromáticas
- Sales de Baño
- Fumigadores
- Difusores
- Caramelos

Todos los Productos Aromaterapéuticos están basados o se utilizan como soporte de los Aceites Esenciales.

Dosificación de los Aceites Esenciales

- Aceite de Masaje: 9 gotas aceite esencial en 1 dl. de aceite base
- Aceite Perfume: 9 gotas aceite esencial en 10 ml. de aceite base
- Aceite de los Chakras: 5 gotas aceite esencial en 1/2 dl. de aceite base
- Baño: de 5 a 10 gotas aceite esencial en 1/2 bañera de agua

- Ducha: de 1 a 3 gotas aceite esencial en esponja húmeda
- Baño Sentado: 1 gota aceite esencial por litro de agua en bidé
- Baño de Pies y Manos: 5 gotas aceite esencial en lavabo de agua
- Gárgaras/Enjuague Bucal: 1 gota aceite esencial en 1/2 vaso de agua
- Inhalación: 5 gotas aceite esencial en palangana de agua caliente

Consejos y Recomendaciones Aromaterapéuticas

- Niños de 1 a 4 años solo deben usar Aceites Esenciales de Manzanilla, Lavanda, Mandarina, Naranja, Neroli y Sándalo en una dosis de 1 gota de Aceite Esencial en 15 ml. de Aceite Base.
- Niños de 5 a 12 años la mitad de la dosis de un Adulto.
- Mi propia Recomendación durante el Embarazo es evitar el contacto con Aceites Esenciales, ya que el mismo Aceite puede ser más o menos fuerte dependiendo de la Cosecha, País, Clima, Época del Año, etc.
- El Romero y la Timia no se deben usar por personas Epilépticas ni personas con la Tensión Alta.
- No usar aceites Esenciales fuertes en combinación con productos Homeopáticos.

- Conservar los Aceites Esenciales en lugar Fresco y Oscuro con sus tapas bien cerradas y fuera del alcance de los Niños.
- No usar Aceites Esenciales cuyos efectos Terapéuticos desconozcas.
- No usar nunca Aceites Esenciales sobre la Piel sin diluirlas primero en Aceite Base.
- No tratar Enfermedades Graves con Aromaterapia sin consentimiento Médico.

Adjunto a la primera Clase

Aros de o para bombillas:

Son unos círculos de arcilla o cerámica que tienen una ranura en su interior. Ese círculo (aro) se coloca en el porta lámparas y luego se enrosca la bombilla independientemente si es una lámpara de pie o de techo. Claro está que el aro siempre lo utilizarás en cualquier caso con la ranura vuelta hacia arriba para que pongas el aceite esencial que deseas en su interior y no gotee.

Cuando enciendas la lámpara, el calor de la bombilla calentará la cerámica o la arcilla y el aceite esencial se evaporará lentamente llenando con su aroma toda la habitación.

Es clásico el truco de dejar preparado el aro con aceites esenciales relajantes y afrodisíacas (muy discreto) y cuando llegas a casa con tu pareja sexual, con tan solo encender la "lámpara preparada", el ambiente se carga con un aroma seductor que te embriagará en una noche apasionada.

El incensario:

El Incensario es solo el soporte para los inciensos. Existen de varios tipos y formas. Los más comunes son los soportes para varitas de incienso o para conos de incienso, pero existen hasta para utilizar los carboncillos al rojo vivo donde se suele quemar mirra e incienso como en las iglesias, pero estos últimos se denominan "botafumeiros".

Quemadores de Aceites:

Los quemadores de aceites esenciales son soportes muy vistosos y decorativos con dos partes bien diferenciadas: la una, es la parte baja donde se suele poner una "vela de té", la parte superior está formada por un cuenco, un plato u otro recipiente que se suele llenar con agua. Para utilizarlos, el aceite o aceites esencial/es (algunas gotas, según gusto, potencia deseada y tamaño de la habitación) se ponen en el agua y se enciende la vela. La vela calentará el agua y los aceites esenciales se evaporarán llenando la atmósfera con las energías que tu desees (hayas escogido) según conocimientos sobre las propiedades sanadoras, protectoras, curativas, etc. de los aceites esenciales.

No pongas nunca solo aceites esenciales directamente en el soporte porque los aceites esenciales son muy combustibles y podrías ocasionar un incendio. Siempre, siempre, siempre, tendrás que poner agua y solo algunas gotas de aceites esenciales.

Fumigadores:

Los fumigadores son aparatos eléctricos compuestos por un pequeño ventilador y un filtro de tela u otro material parecido. La idea con el fumigador es que poniendo algunas gotas de aceites esenciales en el filtro, cuando enciendas el aparato, el ventilador fumigará, expandirá el aroma de los aceites por la habitación donde esté situado. El fumigador es muy efectivo, seguro y bastante silencioso pero suelen ser costosos y los filtros se ensucian con facilidad, por lo que se deben de cambiar a menudo, ya que se impregnan con los aceites, sobre todo con las de densidad más pesadas.

AROMATERAPIA CLASE II

Antes de aprenderte las siguientes dosis para las recetas de Aromaterapia piensa que si en una receta pone 9 gotas y se utilizan 3 aceites esenciales, se refiere a 3 gotas de cada aceite que sumadas den 9 y no a 9 gotas de cada aceite. Si solo mezclas en la receta dos aceites esenciales pondrás 4 gotas de un aceite esencial y 5 gotas de la otra aceite esencial. ¿Entiendes la idea, verdad? Si tienes alguna duda me lo comentas.

Los Aceites de los Chakras

Receta:

- 1/2 Decilitro de Aceite Base
- 4-5 Gotas de Aceite Esencial

Los Aceites de los Chakras se suelen hacer en bateria de 6 botes de Aceites diferentes, uno para cada Chakra (el chakra Corona no se trata, solo se trata en la unción de los moribundos para que dejen el cuerpo físico con más facilidad, y no es cosa nuestra).

Los Chakras y los Aceites Esenciales Correspondientes:

Chakra Corona: Sándalo y Mirra

Chakra Tercer Ojo: Sándalo y Mirra

Chakra Garganta: Citronela y Citronmelisa

Chakra Corazón: Rosa y Jazmin. Aunque también se usa el Eucalipto para tratar enfermedades físicas asociadas a este Chakra.

Chakra Plexo Solar: Romero y Limón

Chakra Sacral: Naranja e Ylang-Ylang

Chakra Base: Pachuli y Lavanda

Los Aceites Perfume

Receta:

- 10 Mililitros de Aceite Base
- 9 Gotas de Aceite Esencial

Todos los Aceites Perfume se suelen hacer con una base (1 gota) de Pachuli para darles "cuerpo".

Los Aceites Perfume femeninos suelen contener Aceites Esenciales de Flores como la Rosa o el Jazmín, en cambio los hombres prefieren el Aroma de Árboles como el Sándalo, Cedro, etc.

Los Aceites Perfume masculinos suelen contener aceites de árboles: Sándalo, Cedro, Ciprés,...

Los Perfumes Activos/Deportivos se suelen hacer con Cítricos como el Limón o el Pomelo.

También se pueden hacer Perfumes Terapéuticos para tratar cualquier enfermedad o disfunción sea Psíquica, Emocional o Sentimental como la Depresión, el Insomnio o el Estrés Psíquico.

Los Aceites de Masaje

Receta:

- 1 Decilitro de Aceite Base
- 9 Gotas de Aceite Esencial

Los Aceites de Masaje se suelen hacer con 3 (máximo 4) Aceites Esenciales diferentes, según las cualidades terapéuticas que le deseemos atribuir a el Aceite de Masaje en cuestión. Ya te enviaré recetas y las propiedades de los Aceites Esenciales más comunes.

Los Aceites Esenciales no se deben (bajo ningún concepto) usar sin diluirlos en Aceite Base.

Los Aceites Base/Neutros

- Aceite de Yoyoba
- Aceite de Aguacate
- Aceite de Semillas de Girasol
- Aceite de Semillas de Uva
- Aceite de Zanahorias
- Aceite de Almendras
- Aceite de Hierba de San Juan
- Aceite de Oliva
- Aceite de Avellanas
- Aceite de Sésamo
- Aceite de Avena

Nosotros utilizaremos el Aceite de Oliva como Aceite Base, que aunque tenga un poco de aroma, es la más barata y tiene propiedades terapéuticas que se remontan a tiempos bibícos.

Tipos de Masaje

- Masaje del Plexo Solar
- Masaje del Fluido de los Chakras

- Cráneo/Facial

- Masaje Aroma terapéutico

- Masaje Clásico

- Shiatsu

- Masaje de las Piernas

- Masaje Tejidos Profundos

- Masaje Deportivo

- Reflexología Podal

- Masaje Tántrico

- Terapia de Vacio

- Masaje del Fluido de los Chakras

Etc.

En este curso aprenderás Masaje del Plexo Solar, Masaje del Fluido de los Chakras y Masaje aromaterapéutico.

En el Sistema de sanación Tinerfe aprendemos a canalizar los aromas como energías sanadoras a través de nuestras manos. Así mismo la Aromaterapia se la recomendamos a nuestros pacientes. Tu como Terapeuta puedes hacer Aceites Perfume y Aceites de los Chakras y recomendarselas a tus pacientes según sus necesidades. Nosotros solemos cobrar 5 euros por aceite

Con los Aceites Perfume se tratan mejor los problemas mentales, emocionales, sentimentales y se pueden usar varias veces al día.

Los Aceites de los Chakras se utilizan dos veces al día según el chakra que corresponda. Por ejemplo: Para tratar el Plexo Solar harías un Aceite del Plexo Solar con 1/2 Decílitro de Aceite de Oliva y 2 Gotas de Limón y 3 Gotas de Romero, lo agitas bien y listo para usar. Se usa mojando un par de dedos en el aceite y frotandote el chakra correspondiente haciendo círculos hacia la derecha así como se mueve el chakra (sentído de las agujas del reloj). Utilizar por las mañanas después de la ducha y por las noches antes de dormir, así el aceite del chakra estará haciendo efecto las 24 horas del día. Se recomienda usar hasta que se acabe el aceite. Los Aceites Perfume, de Masaje y de los Chakras se recomienda agitarlos siempre antes de usar para que los aceites (que tienen diferente densidad) se mezclen bien.

Los Aceites Esenciales puros son artículos de lujo y suelen ser muy caros, pero si te dedicas a la Aromaterapia, te recomiendo que cobres los perfumes y otros aceites que hagas, así como todos nosostros lo hacemos. También piensa que un bote de 10 mililitros de Aceite Esencial te puede durar un año o más.

AROMATERAPIA (CLASE III)

Esta clase, como las siguientes, serán totalmente prácticas. No te agobies, que te lo iré explicando todo paso por paso. Claro está que para practicar te tienes que buscar algún "conejillo de indias", un amigo, amiga, pariente.

Masaje del Plexo Solar

SISTEMA

El Masaje se aplica de Arriba a Abajo y de los Lados hacia el Centro

El Masaje se da entre el Plexo Solar y el Sacro

Las Ultimas Costillas y los Huesos de las Caderas "Marcan" la Zona de Aplicación del Masaje.

La Intención del Masaje es Deshacer Bloqueos Energéticos en el Plexo Solar y en el "Camino" entre el Plexo Solar y el Sacro

30 Minutos con las Manos

30 Minutos con la Terapia de Vacío

Equilibrado (Frente/Hueso Púbico)

Aceite de Masaje correspondiente al Plexo Solar

1.- Te preparas un Aceite para el Chakra del Plexo Solar, o sea, ½ decilitro de Aceite de oliva y 3 gotas de Aceite esencial de Romero y 2 Gotas de Aceite Esencial de Limón. Lo agitas bien antes de usar. También ten a mano dos toallas pequeñas, un vaso pequeño, una "vela de las de té" y un encendedor.

2.- La persona que va a recibir el masaje se debe de tumbar en la camilla "boca arriba". Le desabrochas el botón del pantalón o le bajas la falda hasta el hueso pubico (más o menos). La blusa, camisa se la recoges hasta la altura de los pechos. También se puede quedar en sujetador (mujer) o con el pecho desnudo (hombre). Le pones una toalla sobre los pantalones (a la altura de los genitales) y le doblas un trozo hacia adentro por encima de la costura de los pantalones o falda, así se la introduces en la ropa interior. Haces lo mismo con la otra toalla, o sea, se la pones sobre los pechos pero su parte baja se la doblas hacia adentro, como haciendo un bocadillo de tela con su blusa, camisa. La idea es que le protejas las prendas de vestir de la persona que recibe el masaje y no se las manches con el aceite. El estómago debe de quedar desnudo, o sea, desde el Plexo Solar hasta el Sacro, y desde las costillas hasta las caderas. Esa será tu zona de trabajo, la zona del masaje.

3.- Te situas a un lado de la camilla, más o menos a la altura de los muslos del recipiente de la terapia (a su derecha o a su izquierda según si eres surda o diestra), el bote de aceite lo situas entre las piernas del recipiente de la terapia (te recomiendo un bote de plástico cerrado, como los que se usan para el jabón líquido, así cuando lo aprietas te sale aceite pero si se te cae no manchas nada ni a nadie).

4.- Pones un poco de aceite en dos o tres dedos de tu mano derecha (si eres diestra) y se la aplicas sobre el Plexo Solar suavemente, haciendo círculos hacia la derecha (sentido de las agujas del reloj, así como se mueve el chakra de forma natural) un par de minutos.

5.- Extiende luego, (usa más aceite), con tus dos manos al completo, el aceite, por toda la zona a tratar (estómago). No des masaje ni sobre las costillas ni sobre las caderas (huesos).

6.- Ahora empieza el masaje realmente. Se hace con las dos manos, situa tu mano derecha sobre el Plexo Solar en el esternón entre las costillas, quizás los dedos dirigídos hacia la cabeza del recipiente para que te quepa la mano y aprieta un poco. Baja la mano suavemente en dirección hacia el chakra Sacro, haciendo un poco de presión. Desde que te quede espacio libre en el cuerpo del paciente pones la otra mano de la misma forma por encima de la primera y haces lo mismo, luego pasas otra vez la mano derecha por encima de la izquierda y así susecivamente. La idea es que siempre haya presión/contacto en el masaje: Pones una mano y la deslizas, la otra por encima, la deslizas, luego pones otra vez por encima de la segunada mano la primera, etc., etc. A cada cambio de mano vas bajando un par de centímetros hasta que llegues al Chakra Sacro o al hueso púbico del paciente.

Realmente el masaje se hace haciendo "medias lunas", "medios círculos". Te explico: Empiezas en el Plexo Solar y aplicas el masaje un par de veces con las dos manos, luego mueves las mano un par de centimetros hacia la derecha , siguiendo la línea de las costillas del paciente pero sin tocarselas y haces lo mismo, así sigues hasta que llegues al costado. Vuelves por el mismo "camino" haciendo los mismos movimientos hasta el Plexo Solar otra vez y sigues hasta el costado izquierdo de la misma manera. El masaje estará siempre dirigido hacia el centro, o sea, aunque empieces debajo de la costilla en el costado, tus manos se deslizarán hacia el chakra Sacro y no hacia la cadera.

Empieza otra vez desde el Plexo Solar pero ahora algunos centimetros más abajo y haz lo mismo. El círculo se irá cerrando, o sea, haciendose cada vez más corto según vayas deslizando tus manos hacia abajo, hacia el hueso púbico. Haz el mismo procedimiento hasta que termines "cerrando" (ya no hay sitio para que te quepan las manos) el masaje en el hueso púbico. Iras aumentando la presión de tus manos según tu intuición, lo que tu sientas y lo que sienta el paciente (le preguntas de vez en cuando si le duele)

La idea con este masaje es deshacer los bloqueos energéticos entre el Plexo Solar y el Sacro y toda la energía estancada en la Línea Hara y el estómago. Muy pronto según vayas practicando encontraras "bolas energéticas", realmente "pelotas energéticas" en el Plexo Solar y estómago del recipiente de la Terapia. Seguro que tu misma cuando te has llevado un trauma fuerte (susto, disgusto) o después de estar con ciertas personas, sientes el estómago hinchado, una pelota en el Plexo Solar o síntomas parecidos. Cuando te encuentres algun bloqueo energético de estas caracteristicas en el estómago del paciente, pues manten solo tus manos sobre ese bloqueo, haciendo un poco de presión y quizás deslizando las manos hacia abajo pero muy despacio, vuelve otra vez con las manos a esa "pelota de energía" y repite el proceso hasta que se deshaga.

El masaje con las manos suele durar 30 minutos. No intentes hacerlo todo en una sola terapia.

7. Ahora harás lo mismo con la terapia de vacio. Lo más fácil es utilizar una vela de té y un vaso. Sitúa la vela sobre el Plexo Solar del paciente y enciendela, sitúa el

vaso sobre la vela haciendo un poco de presión sobre la piel para que no entre aire. La llama de la vela quemará el oxigeno dentro del vaso y se producirá el efecto de vacio (ventosa). Arrastra hacia abajo el vaso, ayudantote con la otra mano para que vayas alisando la piel del paciente delante del vaso para que se desplase con más facilidad, cuando llegues con el vaso al chakra Sacro lo levantas con cuidado por un lado para que se deshaga el efecto ventosa y empieza de nuevo. La serie de pases y sistema con la terapia de vacio serían los mismos que con las manos y duraría también unos 30 minutos. Acostumbra a pasar que cuando encuentras un bloqueo con el vaso el efecto ventosa se hace más fuerte, por lo que deberás mover el vaso con más cuidado.

Te recomiendo que siempre controles con tus dedos si el borde del vaso está en perfectas condiciones (que no está roto) antes de empezar la terapia, así no le haces daño a nadie.

8.- El Masaje del Plexo Solar se termina dando suaves masajitos con las dos manos en todo el estómago, algún que otro minuto y un equilibrado que lo harás con una mano sobre el Terer Ojo y la otra sobre el Base. El arraigo o Toma de Tierra no se acostumbra a hacer en masajes, ya que es algo físico y no una Terapia de Sanación.

Que decir que utilices aceite con necesidad, desde que notes que se seca el aceite sobre el cuerpo del paciente utilizarás más. Las manos se deslizan mejor con aceite y no se produce fricción que calentaría y rasparía la piel del recipiente. Usa el sentido común. Usa tú también una toallita para secarte la mano que agarrará el vaso.

El Masaje del Plexo Solar te lo puedes hacer a ti misma. Presiona todo lo que puedas sin que te cause dolor. Es más fácil encontrarte los bloqueos a ti misma (los sientes) y por lo tanto deshacerlos, sentirás mucho alivio. Te recuestas y pones tus manos sobre el Plexo Solar y aprietas hasta que te sea cómodo y deslizas las manos hacia abajo.

Mientras se estén deshaciendo los bloqueos energéticos podrás sentir nauseas, "flojeras" en pies y brazos y hasta sofocones.

Te lo he intentado explicar como si estuvieras aquí conmigo.

AROMATERAPIA (CLASE IV)

En esta clase veremos el Masaje del Fluido de los Chakras.

Prepárate una Batería de Aceites de los Chakras (un aceite para cada chakra)

Sistema del Masaje de los Chakras

El masaje se suele aplica con dos dedos de la mano derecha (suponiendo que eres diestra), dando suaves masajes en círculos (movimiento agujas del reloj), siguiendo el movimiento natural de los chakras durante 3-4 minutos. El tamaño del círculo dependerá de que chakra/parte del cuerpo estés tratando. La mano izquierda la situarçás siempre sobre el chakra superiuor que estés tratando. Cuando trates el chakra del Tercer Ojo, situarás tu mano izquierda sobre el hombro del paciente. Las dos manos siempre estarán tocando al paciente, te dará estabilidad y podrás agarrar por ejemplo el tobillo del paciente con la mano izquierda cuando le trates el chakra de debajo de los pies, así el pie no se le mueve, y así sucesivamente. Intenta mantener siempre el decoro.

El Masaje del Fluido de los chakras se hace frontal y dorsal.

Se empieza con la persona que va a recibir el masaje situada "boca arriba", al terminar con el masaje en el Tercer Ojo, se le pide al paciente que se de la vuelta y empiezas de nuevo desde los pies.

Ten en cuenta que las partes donde están situados los chakras son zonas muy sensibles

Usa el Aceite del Chakra correspondiente a cada chakra, obviamente el chakra Base no se trata por decoro, por lo que tratarás los chakras menores asociados al Base, o sea, los chakras de debajo de los pies y los Centros de la Abundancia (frontal) y los chakras de debajo de los pies, las corbas de las rodillas y la línea entre las nalgas y los muslos (dorsal).

Límpiate las manos con una toallita cada vez que cambies de chakra (Aceite de Chakra).

La persona que recibe el masaje deberá estar en ropa interior, con necesidad de desabrochar el sujetador (en caso de feminas) en la parte dorsal del chakra Corazón. Si hace frío puedes tapar al paciente con 2 toallas grandes e ir destapando solo la zona donde apliques el masaje y volviendo a tapar al final de ese paso y descubriendo el siguiente chakra.

El "paso" Tercer Ojo (dorsal) lo harás introduciendo los dos dedos entre los cabellos y aplicando el masaje en el cuero cabelludo. No pongas el aceite sobre el pelo del paciente.

Al final del masaje se hará el "Equilibrado" así como en Reiki. En Masajes no se hace la "Toma de Tierra", ya que es una terapia física y no de sanación.

Permite que la persona siga recostada 5-10 minutos y bien tapada después de finalizar el tratamiento, para que lo asimile y lo disfrute.

El receptor del masaje no se deberá de duchar antes de 2 horas después del masaje, para que los Aceites de los Chakras le hagan el máximo efecto.

¡Un masaje maravilloso!

Partes del Cuerpo que se tratan en el Masaje del Fluido de los Chakras

Frontal:

1.- Pie izquierdo

2.- Pie derecho

3.- Ingle Izquierda

4.- Ingle derecha

(Aceite del chakra Base)

5.- Sacro

6.- Plexo solar

7.- Corazón

8.- Garganta

9.- Tercer Ojo

(Aceites correspondientes a cada chakra)

Dorsal:

1.- Pie derecho

2.- Pie izquierdo

3.- Corba rodilla derecha

4.- Corba rodilla izquierda

5.- Nalga derecha

6.- Nalga izquierda

7.- Sacro

8.- Plexo Solar

9.- Corazón

10.- Garganta

11.- Tercer Ojo

Equilibrado (Principio y final de espina dorsal)

3-4 minutos/posición

30 minutos frontal y 30 minutos dorsal

1 hora/Terapia

Si te es difícil comprar los aceites esenciales, aunque deberías de tener por lo menos una para cada chakra. El masaje lo puedes practicar con cualquier Aceite Neutra en todos los chakras, pero, por supuesto que no tendrá el mismo efecto.

AROMATERAPIA (CLASE V)

Esta es la última clase de Aromaterapia. En realidad son tres o cuatro clases juntas. En esta clase aprenderás el Masaje Aromaterapéutico, o sea, el Masaje de Cuerpo Completo. Una clase sería el masaje dorsal, la segunda clase sería el masaje frontal y la tercera el masaje completo, o sea, frontal y dorsal.

Si tu vas a enseñar a otra persona, le enseñarías primero la teoría, luego le harías el masaje dorsal (por la espalda). A la siguiente clase, el alumno/ la alumna te daría a ti el masaje dorsal y tu le harías a él/ella el frontal. En la tercera clase tu le harías el Masaje de Cuerpo Completo y el alumno/ la alumna a ti el masaje frontal, así hasta que tu alumno/tu alumna te hiciera a ti, y bien, el Masaje de Cuerpo Completo, el Masaje Aromaterapéutico.

MASAJE AROMATERAPÉUTICO

Partes del Cuerpo

Si te fijas, el cuerpo humano está dividido en tres partes: Cabeza, torso y extremidades, además cada parte del cuerpo está, a su vez dividida en tres partes, y siempre es así. Por ejemplo: El brazo está dividido en brazo, antebrazo y mano. La pierna está dividida en muslo, pantorrilla y pie. Los dedos también están divididos en tres partes.

Partes del Cuerpo que se tratan en el Masaje Aromaterapéutico

Dorsal:

1.- Espalda

2.- Glúteos

3.- Muslo Izquierdo

4.- Pantorrilla Izquierda

5.- Pie Izquierdo

6.- Muslo Derecho

7.- Pantorrilla Derecha

8.- Pie Derecho

Frontal:

9.- Pecho

10.- Estómago

11.- Muslo Derecho

12.- Pantorrilla Derecha

13.- Muslo Izquierdo

14.- Pantorrilla Derecha

15.- Equilibrado (Tercer Ojo/Base)

Sistema de Masaje Aromaterapéutico

En este masaje estan incluidos pases largos y pases cortos.

Pases largos:

Ten en cuenta que el masaje se efectúa siempre de abajo hacia arriba, o sea, siempre dirigiéndolo hacia el corazón, exceptuando el pecho de las mujeres, está claro que en los pechos de las mujeres no se aplica masaje porque se podrían dañar los ganglios. En cualquier caso, se aplicaría de forma muy suave, Entonces a la mujer se le daría el masaje en el triangulo que le forman los pechos (zona muy pequeña) entre la parte superior de las mamas y la garganta, entonces el masajista/Terapeuta se tiene que situar detrás de la cabeza del paciente, pero, de todas formas, el masaje se efectúa en dirección hacia el corazón,. hacia abajo.

Ten en cuenta también que siempre se sube por el centro de la parte correspondiente (la espina dorsal no se toca, sino que se sube a los lados de la espina dorsal) y se baja por los lados. Ejemplo: En la espalda subiría con ambas manos desde la zona lumbar hasta el cuello del paciente por el centro de la espalda (ambos lados de la espina dorsal) y bajaría por los costados, uniría mis manos otra vez en la zona lumbar y subiría otra vez por el centro hasta el cuello. Piensa que cuanto más extenso el masaje, mejor, intenta cubrir con el masaje tanto cuerpo como te sea posible en cada parte del cuerpo.

Los cambios de pases siempre se hacen en la zona baja de la parte que se está tratando.

Pases cortos:

En los pases cortos siempre se hace el cambio en la parte superior derecha de la parte del cuerpo que se esté tratando. El masaje se aplica bajando por la derecha y subiendo por la izquierda con los dedos de las manos dirigidos en sentido contrario a tu cuerpo.

Sistema del Masaje Aromaterapéutico:

Pases largos:

1.- Pluma o Mariposa

2.- Fleur (yema de los dedos)

3.- Fleur (mano completa)

Pases cortos:

4.- Zig-Zag o Tijeras

5.- Amasamiento

6.- Cortando carne

7.-Golpe en vacío

Pases largos:

8.- Fleur (mano completa)

9.- Fleur (llema de los dedos)

10.- Pluma o Mariposa

Todos los pases se efectuarán en cada parte del cuerpo. La técnica "Pluma" o "Mariposa" es una comunicación sin palabras con el paciente. Con esta técnica le decimos al paciente que vamos a empezar y que terminamos con esa parte del cuerpo.

Técnicas del Masaje Aromaterapéutico

"Fleur" es una palabra francesa que significa flor y que describe la técnica de masaje. Una planta que comienza a crecer desde abajo hasta arriba y cuando llega arriba se abre como una flor para bajar por los lados y unirse otra vez abajo y volver a subir por el centro.

La Técnica "Pluma" o "Mariposa" es como el "Fleur" pero muy, muy suave, como si estuvieras dando el masaje con una pluma o con las alas de una mariposa. Tus dedos serán esas plumas y alas de mariposa.

La Técnica "Zig-Zag" se hace haciendo precisamente zig zag con las dos manos apoyadas en el cuerpo del paciente, deslizando primero una mano hacia adelante y cuando la recogemos deslizamos la otra manos. Se aplica con las manos muy cerca las una de la otra y el movimiento hacia adelante se hace (dependiendo del tamaño del cuerpo del paciente) más o menos del tamaño de media mano. Es deslizar las manos hacia adelante y hacia atrás, una primero y otra después y viceversa.

La Técnica "Amasamiento" es como si estuvieras amasando realmente masa de pan, pero amasas el cuerpo del paciente. Se hace mejor en las zonas donde hay un poquito de grasa y es bueno para eliminar las toxinas del cuerpo. Agarras un pedazo del cuerpo del paciente con los dedos de una mano (sin pellizcar) y cuando lo sueltas haces lo mismo con la otra mano. Sería amasar intercalando las manos pero de forma seguida.

La Técnica "Cortando Carne" es como cortar con las manos. Tienes que poner los dedos unidos exceptuando el meñique que quedará suelto y un poco separado de los demás para que no duela cuando apliques esta técnica. Las manos las utilizarás como cuchillos. Los golpes se dan con el canto de la mano. Cuando das el golpe con el canto de tu mano el dedo meñique rebota hacia los demás dedos que se mantienen unidos y vuelve a quedar suelto preparado para el próximo golpe, es por eso que no duele. La técnica se efectúa con las dos manos, una primero y la otra después. Las palmas de las manos estarán "mirando la una hacia la otra y la separación depende de la comodidad y de lo práctico en la zona a tratar. Es la técnica clásica que solemos ver en películas cuando sale un masajista.

La Técnica "Golpe en Vacío" se hace haciendo como un cuenco con la mano derecha. Es como si le dieras palmaditas al cuerpo de la persona pero formando un cuenco con tus manos para que no duela el golpe. Esta técnica se efectúa solo con la mano derecha, con la mano izquierda sujetarás la zona a tratar para que no vibre mucho. No des el siguiente golpe muy rápido, sino espera que desaparezcan las vibraciones producidas por el golpe anterior.

Un Masaje Aromaterapéutico

El paciente/cliente acostado boca abajo. Empiezo con el "Pluma" muy suavito, subo con las dos manos al mismo tiempo desde la zona lumbar hasta el cuello de la persona, "me abro" con las manos hacia sus hombros y bajo con una mano por cada costado de ésta (espalda), para unirlas luego otra vez en la zona lumbar y repetir la Técnica dos o tres veces sin parar y al ritmo del reloj.

Aprieto un poco las yemas de los dedos en el último pase en la zona baja de la espalda y hago lo mismo que con el "Pluma". Ahora estoy haciendo "Fleur con la yema de los dedos". Doy dos o tres pases.

Apoyo la mano completa en la zona baja de la espalda del recipiente y repito el proceso. No aprietes, desliza las manos, la presión será siempre agradable y no muy fuerte, sentirás debajo de las manos si le gusta al recipiente del masaje o no. Aplica dos o tres pases.

En la zona derecha alta de la espalda (cerca del hombro) empiezo con el "zig-zag", bajo por su costado derecho y subo haciendo "zig-zag" con las manos por su lado izquierdo. Repito dos o tres veces y cambio otra vez a la derecha y zona alta al "amasamiento". Bajo otra vez por el lado derecho y subo por el lado izquierdo. Repito dos otres veces.

Cambio otra vez, arriba a la derecha pero al "cortando carne" y hago lo mismo que con los anteriores. Cambio arriba a la derecha al "golpe en vacío" y hago lo mismo dos o tres veces.

Termino cambiando abajo en el centro al "Fleur con la mano completa", disminuyendo la presión hasta conseguir el "Fleur con la yema de los dedos" y al final acabo con el "Pluma" para empezar con la próxima parte del cuerpo también con el "Pluma".

Consejos y Advertencias

El ritmo del masaje es como el tic-tac de un reloj y no se debe de aplicar muy fuerte, realmente es un masaje muy suave. El efecto terapéutico lo producirá la combinación de las aceites esenciales con las que hiciste el "Aceite de Masaje" y no el masaje en sí. El masaje solo es, aunque muy placentero, para extender los aceites esenciales por el cuerpo del paciente.

El masaje dura 30 minutos dorsal y 30 minutos frontal, 1 hora de Terapia. El precio oficial de un masaje de cuerpo completo es de 50 euros.

Practica con tu muslo derecho hasta que se te "suelten" los dedos. Lo ideal en el masaje, y también sabrás que ya eres una experta o experto (o sea, que dominas la técnica), es cuando el recipiente del masaje no nota los cambios de técnicas, sino que se mezclan las unas con las otras en armonía.

Equilibra siempre al final del masaje, cubre al recipiente y déjalo descansar unos 10 minutos. Que el paciente no se duche antes de 2 horas para que le haga efecto el "Aceite de Masaje".

Intenta mantener el decoro en todo momento y tampoco permitas que el recipiente del masaje te falte al respeto a ti como Terapeuta.

Son muchas letras, porque te quiero explicar bien, pero en la práctica es más sencillo.

¿Otros tipos de Masaje?

Si alguien desea un Masaje Deportivo, pues le haces el mismo masaje pero más fuerte y más rápido, "le das caña"

El Masaje de Medio Cuerpo es igual que el de Cuerpo Completo dorsal y frontal pero no le tratas los muslos, piernas, ni pies.

Masaje de las Piernas, pues el mismo pero solo de las piernas.

Masaje de Espalda, pues ya lo tienes.

Masaje Tántrico, utilizas solo las Técnicas "Pluma/Mariposa" y "Fleur con la yema de los dedos".

¡Enhorabuena!, acabas de terminar el Curso de Aromaterapia.

* Tarea a la Quinta Clase de Aromaterapia

Te recomiendo mi Manual "La Magia de los Aceites Esenciales". Tu tarea será hacerte 20 recetas utilizando 2 o 3 aceites esenciales, o (máximo) 4 aceites esenciales que tengan propiedades terapéuticas similares para tratar enfermedades o disfunciones determinadas.

Decirte que los problemas, síntomas, enfermedades más comunes son: estrés, insomnio, migraña, depresión, ansiedad, angustia, nerviosismo, agobio, miedo, dolor de cuello, dolor de lumbares, dolor de espalda, problemas gastrointestinales, impotencia, frigidez, infertilidad, tiroides, diabetes.

Harás Recetas de Aceite de Masaje, Aceites Perfume, Baños Aroma terapéuticos, etc., según lo que desees tratar y según conocimientos previos.

Algunos ejemplos de mis propias recetas son:

Receta para un masaje normal:

- 1 Decilitro de Aceite Base
- 3 gotas de Aceite esencial de Sándalo (sana)
- 3 gotas de Aceite Esencial de Lavanda (relajante físico)
- 3 gotas de Aceite Esencial de Ylang Ylang (activa el riego sanguíneo).

Receta Aceite Perfume para tratar el insomnio:

- 10 Mililitros de Aceite Base
- 4 gotas de Aceite Esencial de Sándalo
- 5 gotas de Aceite Esencial de Lavanda

(usar como un perfume normal, sobre todo antes de dormir).

Receta para un Baño de limpieza de energías negativas:

- 3 gotas de Aceite esencial de Sándalo (limpieza planos superiores)
- 3 gotas de Aceite Esencial de Limón (limpieza física/etérica)
- 3 gotas de Aceite Esencial de Salvia (limpieza astral)
- 3 gotas de Aceite Esencial de Romero (protege)

(en media bañera de agua, 20 minutos).

Receta de Aceite de Masaje para tratar las varices:

- 1 Decilitro de Aceite base
- 4 gotas de Aceite Esencial de Ylang-Ylang
- 5 gotas de Aceite Esencial de Naranja

(aplicar de forma local varias veces al día)

Receta de Aceite Perfume para tratar las "Depresiones otoñales":

- 10 Mililitro de Aceite Base
- 3 gotas de Aceite esencial de naranja
- 3 gotas de Aceite Esencial de Limón
- 3 gotas de Aceite Esencial de Nerolí

Damián Alvarez
Especialista en Medicina Vibracional